BEI GRIN MACHT SICH IHR WISSEN BEZAHLT

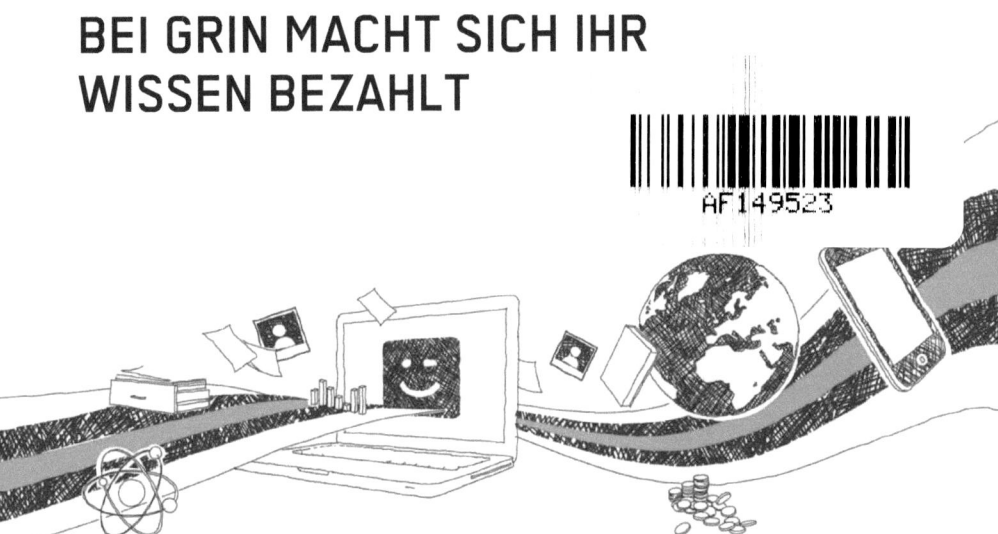

- Wir veröffentlichen Ihre Hausarbeit, Bachelor- und Masterarbeit

- Ihr eigenes eBook und Buch - weltweit in allen wichtigen Shops

- Verdienen Sie an jedem Verkauf

Jetzt bei www.GRIN.com hochladen und kostenlos publizieren

GRIN

Bibliografische Information der Deutschen Nationalbibliothek:

Die Deutsche Bibliothek verzeichnet diese Publikation in der Deutschen National-bibliografie; detaillierte bibliografische Daten sind im Internet über http://dnb.d-nb.de/ abrufbar.

Impressum:

Copyright © 2014 GRIN Verlag, Open Publishing GmbH
Druck und Bindung: Books on Demand GmbH, Norderstedt Germany
ISBN: 9783668286658

Dieses Buch bei GRIN:

http://www.grin.com/de/e-book/338981/schmerzen-in-der-palliativen-pflege-die-individuelle-schmerzeinschaetzung

Marius Möller

Schmerzen in der Palliativen Pflege. Die individuelle Schmerzeinschätzung

GRIN Verlag

Schmerzerfassung in der palliativen Pflege

Wie muss eine Schmerzerfassung von palliativ betreuten Patienten mit Total Pain durch professionell Pflegende der palliativen Pflege aufgebaut sein, um das Schmerzmanagement effektiv durchführen zu können und inwiefern kann der Expertenstandard Schmerz als Leitlinie dafür betrachtet werden?

Modulabschlussarbeit- M16 Palliative Pflege

01.04.2014

von Marius Möller

Hochschule für Angewandte Wissenschaften Hamburg, Dualer Studiengang Pflege im 5. Semester

Inhaltsverzeichnis

1 Einleitung...3

2 Methodik...4

3 Schmerzen in der Palliativen Pflege...5

   3.1 Definition Total Pain...5

   3.2 Bedeutung für das Schmerzmanagement.........................6

4 Die individuelle Schmerzeinschätzung.......................................7

   4.1 Die Rolle der verbalen Kommunikation.............................8

   4.2 Schmerzerfassungsskalen...9

   4.3 Das Schmerzerleben..10

5 Kompetenzmängel in der Pflege...11

6 Expertenstandard Schmerz als Leitlinie....................................12

7 Schlussfolgerung für pflegerisches Handeln..............................14

8 Literaturverzeichnis...15

1 Einleitung

In der Begleitung und Betreuung von Menschen mit einer nicht heilbaren und weit fortgeschrittenen Erkrankung mit begrenzter Lebenserwartung nehmen Schmerzen eine große Bedeutung ein. Gegenstand der palliativen Versorgung eines Menschen in dieser Lebensphase ist es, die Leiden und Beschwerden vorzubeugen und zu lindern. Dies trägt zur Erhaltung der Lebensqualität bei und kann so einen positiven Einfluss auf den Krankheitsverlauf nehmen.

In der vorliegenden Arbeit wird untersucht, wie eine Schmerzerfassung von palliativ betreuten Patienten mit Total Pain (Beschreibung auf S. 5) aufgebaut sein muss, um das Schmerzmanagement effektiv durchführen zu können. Hierbei wird das Ziel verfolgt, dem professionell Pflegenden ein Bewusstsein über die Multidimensionalität des Schmerzes zu vermitteln und dem Patienten weiterführend ein verträgliches Schmerzniveau zu bieten, die Lebensqualität aufrecht zu erhalten und somit den Sinn der palliativen Versorgung in diesem Aspekt zu gewährleisten.

Die Schmerzeinschätzung spielt bei der effektiven Durchführung des Schmerzmanagements eine entscheidende Rolle. In der palliativen Betreuung von Menschen werden Schmerzen nicht nur durch physische Aspekte beeinflusst, sondern auch psychische, spirituelle und soziale Aspekte einen maßgeblichen Einfluss auf den Schmerz haben. Dabei sind viele Menschen noch der Meinung, Schmerzen ertragen zu müssen. Dies führt dazu, dass Patienten oft sehr lange ihre Schmerzen ertragen. Bleiben Schmerzen jedoch lange Zeit unbehandelt kann das gravierende Folgen haben wie beispielsweise physische und psychische Beeinträchtigungen der Schmerzen. Deshalb ist es wichtig, dass eine professionelle und effiziente Schmerzbeobachtung und -erfassung durch das Pflegepersonal erfolgt. Schmerz ist eine der stärksten mit Angst verbundenen menschlichen Erfahrungen. Eine erfolgreiche Einschätzung des Schmerzes ist somit unabdingbar, um ein effektives Schmerzmanagement durchzuführen und dem Patienten ein erträgliches Schmerzniveau zu bieten.

In dieser Ausarbeitung wird unter anderem deutlich, dass für eine einfühlsame Schmerz- und Symptomerfassung von Palliativpatienten das bloße Abfragen von Skalen nicht reicht. Der Patient muss im Mittelpunkt stehen und sein ganzes Umfeld einbezogen werden.

Einer Studie zufolge leiden in Deutschland Menschen mit chronischen Schmerzen mehrere Jahre bevor sie eine adäquate Therapie erhalten (Zens,

M., Donner, B. 2002, S. 8f.). Zudem wurde bewiesen, dass unabhängig von der Schmerzform mindestens jeder zweite und fast jeder dritte Patient im Krankenhaus über starke bis stärkste Schmerzen klagt (Ripamonti, C. et al. 2000). Ebenso wird Pflegebedürftigkeit und Bettlägerigkeit durch inadäquat behandelten Schmerz begünstigt (Ferrell, B. A. et al. 2000). Dementsprechend ist festzustellen, dass eine umfangreiche und differenzierte Schmerzeinschätzung nicht ganzheitlich stattfindet und ein Optimierungsbedarf besteht.

2 Methodik

Zunächst galt es nach möglichen Problemstellungen zu suchen. Nach intensiver Literaturrecherche wurde ersichtlich, dass das Thema Schmerz ein zentrales Problem bei palliativ betreuten Patienten darstellt. Daraufhin wurden Recherchen zum Thema Schmerz in der palliativen Pflege angestellt. Es wurde in verschiedenen Datenbanken wie Medline oder Pupmed, in Fachzeitschriften wie der Zeitschrift für Palliativmedizin und in verschiedenen Büchern zum Thema Schmerz und Schmerzmanagement in der palliativen Pflege recherchiert. Vor dem Hintergrund der Multidimensionalität des Schmerzes wurde sich auf die Schmerzerfassung bei palliativ betreuten Klienten mit Total Pain in dieser Arbeit konzentriert. Hierbei wird sich auf die Sensibilisierung von professionell Pflegenden bei der Schmerzerfassung spezialisiert. Anschließend gilt es herauszufinden, ob der Expertenstandard Schmerz als Leitlinie für pflegerisches Handeln bei der Schmerzerfassung in der palliativen Pflege verwendet werden kann. In der palliativen Pflege ist ein umfassender Ansatz nötig, in den physische, psychische, soziale Dimensionen und die Bedeutung der Spiritualität ebenso einbezogen sind, wie die Wechselwirkungen und Zusammenhänge zwischen den verschiedenen Dimensionen des Schmerzes. Dabei sollen zunächst die spezifischen Schmerzen im Bereich der palliativen Pflege erläutert werden. Dazu wird der Begriff Total Pain von C. Saunders erklärt, um dem Leser zu verdeutlichen, wie sich der Schmerz bei Menschen, die an einer unheilbaren Krankheit leiden, äußern kann. Darauf folgend wird die Schmerzerfassung bei solchen Patienten dargestellt. Aufgrund des begrenzten Umfangs dieser Arbeit werden im Folgenden die Instrumente zur Schmerzerfassung nur allgemein erläutert. Die Kommunikation soll hierbei im

Vordergrund stehen. Ein bedeutender Faktor ist außerdem professionell Pflegende neben dem bloßen Abfragen von Schmerzskalen auf die weiterführenden Schmerzerkennungen nach dem Total Pain Konzept zu sensibilisieren. Daraufhin soll untersucht werden, inwiefern der Expertenstandard Schmerz als Leitlinie zur Schmerzerfassung von Patienten mit Total Pain betrachtet werden kann.

3 Schmerzen in der palliativen Pflege

Der Schmerz ist keine messbare Einzelreaktion, so wie es zum Beispiel das Messen des Blutdrucks und des Pulses ist. Für die Betroffenen stellt der Schmerz meist eine sehr individuelle Erfahrung dar, die im hohem Maße subjektiv empfunden wird. Der Schmerz lässt sich demgemäß nicht objektiv bestimmen. Bei der Betreuung von Palliativpatienten muss somit die Vielfältigkeit des Schmerzerlebens im Vordergrund stehen (Laufenberg-Feldmann, R. et al. 2012, S. 177ff.). Diese Prämisse kann gewährleistet werden, indem, die Stärke des Schmerzreizes und die subjektiven Schmerzwahrnehmung des Einzelnen erfasst und entsprechend berücksichtigt werden. Die Stärke des Schmerzes kann jedoch auch durch die psychische Verfassung, durch soziale Probleme oder Geldsorgen beeinflusst werden. Dies hat Cicely Saunders in Ihrem Total- Pain- Modell beschrieben (Saunders, C./ Baines, M. ,1991). Das Modell des Total Pain wird im Folgenden Kapitel erläutert.

3.1 Definition Total Pain

Der Begriff des totalen Schmerzes (Total Pain) von Cicely Saunders zeigt auf, dass Menschen mit einer unheilbaren Erkrankung nicht nur unter körperlichen Schmerzen, sondern an der gesamten Situation leiden. Schmerz findet demnach auf vier Ebenen statt. Hierbei handelt es sich um die körperliche, die psychische, die soziale und die spirituelle Ebene.
Die physische Ebene bezieht sich auf die neurophysiologischen Abläufe, die sich durch den Tumor auf den Körper auswirken. Weiterhin haben auch die psychischen Gegebenheiten einen maßgeblichen Einfluss auf das Schmerzempfinden eines Patienten. Hierzu zählen negative Emotionen, die

durch die Umstände einer Tumorerkrankung auftreten können. Diese werden oft bestimmt durch Einsamkeit, Wut, Verzweiflung, Depressionen, Trauer oder existenzielle Ängste. Die Komponente des sozialen Schmerzes ergibt sich aus der Reaktion des Umfeldes des Patienten und wird bestimmt durch ein Gefühl des Alleinseins und des Verlassenseins. Jeder Mensch definiert sich auch über den Kontakt oder die Beziehung zu Freunden, der Familie, Kollegen und seine Funktion im Alltag. Wenn der Kontakt zu diesen Personen zu brechen droht oder die Stellung im Alltag und der Gesellschaft zerbricht, ist die Existenz gefährdet. Der spirituelle Schmerz ist ebenfalls ein wesentlicher Bestandteil des Schmerzempfindens eines Palliativpatienten. So werden grundlegende Fragen und Meinungen zu Leben und Sterben neu formuliert, die grundlegende Einstellung zu diesen Themen und Bereichen nochmals überdacht und gegebenenfalls auch verworfen (Rolke, R. et al., 2012, S. 274 ff.; Cuhls, H. et al. 2013, S. 254 ff.).

3.2 Bedeutung für das Schmerzmanagement

„Schmerzmanagement beschreibt den fortlaufenden, dynamischen und koordinierten Prozess einer an Schmerz leidenden Person und aller mit der Gestaltung der Schmerzsituation beauftragten Personen. Das in der Regel multidisziplinäre professionelle Team beim Schmerzmanagement befasst sich mit dem Erkennen, Einschätzen und der Verlaufsbeobachtung des Schmerzes sowie dem zielorientierten und situationsspezifischen Einsatz von pharmakologischen, pflegerischen, medizinischen und anderen heilberuflichen Methoden und deren Wirkungsüberprüfung." (Deutsches Netzwerk für Qualitätsentwicklung in der Pflege (DNQP) 2011)
Für professionell Pflegende einer Palliativstation ist das Konzept des Total Pains für das Schmerzmanagement von großer Bedeutung. Sie müssen zusätzlich zur medikamentösen Therapie ergänzende Therapieverfahren einführen um somit allumfassend zur Schmerzlinderung beizutragen. Außerdem ist es wichtig, Strategien zu entwickeln, um näher an den Patienten heran zu kommen. Dies könnte beispielsweise durch das Einsetzen von Physio- oder Psychotherapie gewährleistet werden. Dadurch kann das Team das vielseitige Schmerzerleben des Patienten besser wahrnehmen und eine persönliche Beziehung zum Patienten aufbauen. Zudem ist es notwendig auch das soziale

Umfeld des Patienten mit in die Betreuung einzubeziehen, ebenso wie mögliche Ängste oder existenzielle Schwierigkeiten. Durch mögliche verbale Kommunikationstechniken, worauf im nächsten Kapitel näher eingegangen wird, kann eine ausreichende Vertrauensbasis zum Patienten aufgebaut werden. Denn herrscht erst einmal Vertrauen zu der betreuenden Person, fühlen sich Patienten gut aufgehoben und entwickeln ein Wohlbefinden in der entsprechenden Einrichtung (Laufenberg-Feldmann et al. 2012, S. 177ff.).

Hieraus lässt sich schlussfolgern, dass immer die körperlichen, sozialen, psychischen und spirituellen Bedürfnisse eines palliativ betreuten Patienten berücksichtigt werden müssen (Cuhls, H. et al. 2013, S. 254 ff.). Auf diese Weise kann ein umfangreiches Schmerzmanagement mit vielen verschiedenen Ansatzpunkten gewährleistet werden.

4 Die individuelle Schmerzeinschätzung

Gemäß des Deutschen Netzwerkes für Qualitätsentwicklung in der Pflege (DNQP) 2011 ist ein Schmerzassessment ein Instrument zur Erfassung und Einschätzung beziehungsweise Beurteilung von Schmerz.

Das regelmäßige Durchführen eines Schmerzassessments ist für ein gut eingestelltes Therapiekonzept unabdingbar. Im klinischen Setting sollte deshalb mindestens zwei Mal täglich eine Einschätzung der Schmerzen erfolgen. Im ambulanten Setting jedoch hat sich ein Schmerztagebuch bewährt, da durch dieses die Einschätzung des Verlaufs und das Erkennen notwendiger Änderungen der Therapie gut nachvollziehbar ist (Laufenberg- Feldmann et al. 2012, S 177 ff.).

Zu einer individuellen Schmerzerfassung gehört ebenso die Messung der Schmerzintensität in Ruhe und bei Belastung. Die Beurteilung der Schmerzintensität erfolgt durch geeignete Instrumente, welche im Wesentlichen bei der Entscheidungsfindung der medikamentösen Therapie beitragen. Dazu gehören beispielsweise Instrumente wie die verbale Rating- Skala, die numerische Rating-Skala, die visuelle Analogskala, die numerische Analogskala und die Smiley- Analogskala. Diese Skalen werden im Verlauf der Arbeit näher erläutert.

4.1 Die Rolle der verbalen Kommunikation

Schmerzen, die über eine lange Zeit andauern, führen zu zusätzlichen Problemen. Dabei kann langandauerndes Leiden zur psychischen Erschöpfung führen und schließt somit Angst und Erschöpfung ein. Damit verlagert sich der Schwerpunkt des Leidens zunehmend von der körperlichen auf die seelisch-spirituelle Dimension. Das alleinige Abfragen von Schmerzskalen reicht somit nicht aus, um den ganzheitlichen Schmerz zu erfassen. Nur der Patient selbst kann den Außenstehenden eine gewisse Vorstellung seines Leidens vermitteln, denn der Schmerz ist, was der Patient sagt und er existiert, wann immer er es sagt (Mc Caffery, M. et al. 1997, S.12). Dem Patienten muss deshalb verständlich gemacht werden, dass alle Beteiligten des Behandlungsteams auf seine Schilderungen angewiesen sind, um die Schmerzen richtig einschätzen und behandeln zu können.

Damit der Gesamtschmerz (Total Pain) des Patienten richtig erfasst werden kann, ist die Kenntnis über die wesentlichen Faktoren von Bedeutung, die bei der Schmerzentstehung ausschlaggebend sind. Für die Feststellung der Gesamtsituation des Patienten stellt eine vertrauensvolle Beziehung zwischen professionell Pflegenden und dem Patienten eine wichtige Basis dar. In dieser Situation sollte sich der Patient der Pflegekraft offenbaren. Dies kann durch mögliche Türöffner erreicht werden, die dem Zuhörer eine Einladung zur Kommunikation vermitteln. Der Pflegende nimmt dabei die Position des aktiven Zuhörers ein. Das aktive Zuhören spiegelt nicht nur den Informationsanteil, sondern spricht auch die Gefühlsreaktion und die mögliche Absicht des Senders an. Um eine genaue Schmerzsituation eines Patienten feststellen zu können, bilden die Elemente des aktiven Zuhörens nach der personenzentrierten Gesprächsführung nach C. Rogers einen elementaren Zugangspunkt zum Patienten. Durch offene Fragen kann der Patient in seiner momentanen Leidenssituation geöffnet werden und wird somit dazu angeregt mögliche psychische und soziale Probleme zu offenbaren. Der Patient fühlt sich verstanden und in seiner Gefühlssituation wahrgenommen, indem die Pflegekraft die Gefühle des Patienten widerspiegelt und dadurch paraphrasiert. Das Verbalisieren, welches den Inhalt des Gesagten in abgewandelter Form wiedergibt, verstärkt dieses Gefühl nochmals. Bei einer effektiven Kommunikation zum Patienten sollte dieser stets ausreden können und durch

Verständnissignale gestärkt werden, um ihn in seinen Äußerungen zu unterstützen (Steil, L. et al. 1986).

Eine Schmerzerfassung und Behandlung wird erst dann zielführend sein, wenn die kommunikativen Aspekte als Ausdruck der psychischen und sozialen Befindlichkeit des Patienten erschlossen und verstanden werden. Eine empathische, authentische Haltung des professionell Pflegenden und die Vermittlung von Kompetenz, Sicherheit und persönlicher Stärke gibt dem Patienten die nötige Stabilität, die er für die Alltags- und Krankheitsbewältigung braucht.

4.2 Schmerzerfassungsskalen

Um die Subjektivität des Schmerzes zu erfassen, werden Schmerzerfassungsskalen verwendet. In der Palliativen Versorgung ist jedoch vorstellbar, dass diese ein multidimensionales Ereignis aus psychischen, physischen, sozialen und spirituellen Aspekten durch das Erfragen der bloßen Schmerzintensität formalisieren und damit die Schmerzerfassung einengen können. Es stellt sich die Frage, ob diese Schmerzerfassungsskalen ein ausreichendes Medium für die Schmerzerfassung darstellen, um den Gesamtschmerz eines Palliativpatienten zu erfassen.

Zunächst sollen die positiven Aspekte und Vorteile von Schmerzerfassungsskalen nach Carr und Mann (2010, S.59) aufgezeigt werden. Schmerzerfassungsskalen ermöglichen dem Patienten Schmerzen zum Ausdruck zu bringen. Außerdem sollen diese Skalen helfen eine therapeutische Beziehung zum Patienten aufzubauen. Sie verleihen dem Patienten eine aktive Rolle im Schmerzmanagement. Zudem ermöglichen Skalen einen dokumentierten Nachweis inwiefern eine medikamentöse oder andere Therapieform wirksam war und ermöglicht eine Evaluation der Behandlung. Des Weiteren verringern sie die Gefahr von Fehlern, Verzerrungen und einer medikamentösen Überdosierung. Ein weiterer Vorteil liegt in der Kommunikation innerhalb des Schichtsystems, da die jeweiligen notierten Schmerzwerte für jeden Mitarbeiter einsehbar sind.

Im Folgenden werden verschiedene Schmerzerfassungsskalen beschrieben, die sich gemäß des Deutschen Netzwerks für Qualität in der Pflege (DNQP, 2004) etabliert haben. Bei der verbalen Rating- Skala (VRS) wird die befragte

Person gebeten, den Schmerz in Worten anzugeben. Diese beinhaltet 5 Stufen, welche von 0 wie kein Schmerz bis 5 wie maximal vorstellbarer Schmerz reichen. Eine weitere Skala ist die numerische Rating- Skala (NRS). Hierbei werden die Schmerzen vom Patienten mittels Zahlen von 0 wie kein Schmerz bis 10 wie stärkster vorstellbarer Schmerz beurteilt. Als weiteres Hilfsmittel zur Schmerzerfassung dient die visuelle Analogskala (VAS). Dies ist eine 10 Zentimeter lange Linie, wobei das linke Ende kein Schmerz darstellt und das rechte Ende den stärksten vorstellbaren Schmerz. Die einzelnen Schmerzintensitäten zwischen dieser beiden Extreme werden mit einem Lineal ermittelt. Der Abstand in Zentimetern entspricht somit der Schmerzstärke und spiegelt den Schmerz analog wider. Ein weiteres Instrument ist die Numerische Analogskala (NAS). Bei dieser Skalierung wird die Linie der VAS zusätzlich mit Zahlenwerten (1 bei einem Zentimeter, 2 bei zwei Zentimetern und so weiter) markiert. Die Zahlenabstände in Zentimetern entsprechen dann den Schmerzstärken. Eine weitere Skala, die im Kontext dieser Arbeit erläutert werden muss, ist die Smiley- Analogskala (SAS). Diese wird insbesondere bei verwirrten Menschen eingesetzt. Hierbei werden verschiedene Gesichter aufgezeigt (von entspannt bis schmerzverzerrt), da kognitiv eingeschränkte Patienten ihre Schmerzen häufig besser mit Hilfe von Gesichtern anstatt mit Zahlen oder Wörtern artikulieren können.

In der Palliative Care werden für eine einfühlsame Schmerzerfassung diese Skalen zwar als Grundgerüst genutzt, jedoch reicht bei diesen multidimensionalen Schmerzpatienten das Erfragen von Schmerz mit Hilfe dieser Skalen nicht aus (Gerhard, C. 2010, S 28-30). Denn eine professionelle Schmerzerfassung setzt voraus, dass neben dem Betroffenen auch das Umfeld und die engsten Angehörigen mit einbezogen werden.

4.3 Das Schmerzerleben

Wird der Schmerz auf das physische Erleben reduziert, kann das für den Patienten bedeuten, dass die psychischen und sozialen Aspekte und

Dimensionen außer Acht gelassen werden (Total Pain Konzept von C. Saunders).

Der Schmerz kann von jedem Patienten anders wahrgenommen werden. Beispielsweise können zwei Patienten, die nach der numerischen Rating- Skala mit dem gleichen Stufenwert eingeschätzt worden sind, den Schmerz unterschiedlich erleben. Schlaflosigkeit, Traurigkeit, Sorgen, Hoffnungslosigkeit, Einsamkeit, soziale Abhängigkeit, Depressionen und Ängste können die Schmerzintensität erheblich beeinflussen. Patienten können die Schmerzen auch als Zeichen des Wachstums des Tumors betrachten und somit auch eine Verschlechterung ihres Gesundheitszustandes damit in Verbindung bringen.

Diese Ängste und Sorgen müssen von einem professionell Pflegenden erkannt und interprofessionell kommuniziert werden. In der Schmerzerkennung- und Wahrnehmung bildet das Pflegepersonal einen großen Stellenwert, da diese im Vergleich zu anderen Professionen deutlich mehr Zeit am Patienten verbringen. Somit können die Leiden des Patienten schnell erkannt, kommuniziert und Lösungsansätze geschaffen werden.

5 Kompetenzmängel in der Pflege

In der Pflegepraxis werden Schmerzen häufig unzureichend eingeschätzt. Durch eine inadäquate Schmerzeinschätzung können viele Schmerzprobleme entstehen (Sheidler et al. 1991). Dabei gibt es in der Pflegeforschung weitreichende Erkenntnisse zum Thema Schmerzeinschätzung- und Management. Ein Grund für eine inadäquate Schmerzeinschätzung kann sein, dass Pflegende die Forschungsergebnisse nicht anwenden (Dalton, J. 1987; Watt- Watson, J.H. 1987). Außerdem wird das Thema Schmerz in der Pflegeausbildung unzureichend unterrichtet und die Kenntnisse reichen für eine qualifizierte Pflege schmerzbelasteter Menschen nicht aus (Müller- Mundt, G., Schaeffer, D. 2002). Häufig wird lediglich gefragt ob der Patient Schmerzen hat. Auf die Intensität und Lokalität wird meist nicht weiter eingegangen. Auch Schmerzerfassungsskalen kommen in der pflegerischen Praxis oftmals vermindert zum Einsatz. Es ist deshalb wichtig, professionell Pflegende in dem Bereich Schmerz und Schmerzerfassung zu schulen. Dies sollte schon in der Ausbildung geschehen, um Pflegende in diesem Bereich zu sensibilisieren.

6 Expertenstandard Schmerz als Leitlinie

Zunächst gilt es den Expertenstandard Schmerz (Deutsches Netzwerk für Qualität in der Pflege 2005) etwas näher zu beleuchten. Dieser ist in drei verschiedene Bereiche aufgebaut. Bestehend aus Struktur-, Prozess- und Ergebniskriterien fasst jedes dieser drei Kriterien fünf Etappen zur Behandlung des Schmerzes. In der ersten Etappe erfolgt die Schmerzeinschätzung, welche folgend genauer beschrieben wird. Die anderen vier Etappen im Schmerzmanagement werden aufgrund des Umfanges und der Fragestellung der Arbeit nur erwähnt und nicht weiter erläutert. Als Strukturkriterium des Expertenstandards verfügt eine Pflegefachkraft in der Schmerzerfassung über das notwendige Wissen zur systematischen Schmerzeinschätzung. Zudem wird erwähnt, dass die Einrichtung, in welcher das jeweilige examinierte Personal arbeitet, die Zielgruppen- spezifischen Einschätzungs- und Dokumentationsinstrumente zur Verfügung stellt. In der Prozessphase der Schmerzeinschätzung erhebt die Pflegefachkraft zu Beginn des pflegerischen Auftrags, ob der Patient Schmerzen oder schmerzbedingte Probleme hat und wiederholt dies zu individuell festzulegenden Zeitabständen. Bei festgestellten Schmerzen oder schmerzbedingten Problemen führt die Pflegefachkraft eine systematische Schmerz- Ersteinschätzung mittels geeigneter Instrumente durch. Die Einschätzung der Schmerzintensität sowie der schmerzbedingten Probleme wird dann in Ruhe und bei Belastung zu individuell festzulegenden Zeitabständen bestimmt. Im Ergebniskriterium der Schmerzeinschätzung des Expertenstandards Schmerz wird beschrieben, dass eine aktuelle, systematische Schmerzeinschätzung sowie eine Verlauftskontrolle vorliegen.

Anhand dieses Expertenstandards Schmerz des Deutschen Netzwerkes für Qualität in der Pflege gilt es nun zu klären, ob dieser als Leitlinie für professionelles pflegerisches Handeln für die Schmerzeinschätzung betrachtet werden kann.

Das Strukturkriterium stellt zunächst eine Grundlage für die Schmerzeinschätzung dar, in welchem beschrieben wird, dass die Pflegefachkraft zum einen über das Wissen zur systematischen Schmerzeinschätzung verfügt und zum anderen die Einschätzungsinstrumente kennt. Im Standard wird jedoch nicht erwähnt, welches spezifische Wissen und welche geeigneten Instrumente dafür notwendig sind. Welches der Instrumente ist für das jeweilige Patientenklientel am besten geeignet und was ist bei kognitiv eingeschränkten Patienten zu beachten? Auf diese Fragen gibt der Expertenstandard keine Antwort. Dies bedarf Weiterbildung und Schulung im Bereich der Schmerzeinschätzung. In der Prozessphase wird dann ermittelt, ob der Patient Schmerzen oder schmerzbedingte Probleme hat. Doch wie stellt sich die Herangehensweise für diesen Einschätzungsprozess dar und wie tritt eine Pflegekraft dem Patienten gegenüber? Außerdem stellt sich die Frage wie der Patient angeleitet wird, seine individuellen Schmerzen zu beschreiben und welche Kommunikationstechniken für die Pflegekraft von Nöten sind. Der Expertenstandard wirft für eine individuelle und professionelle Schmerzeinschätzung viele Fragen auf. Wie in dieser Arbeit bereits beschrieben wurde, umfasst die Schmerzeinschätzung wesentlich mehr als die reine Schmerzabfrage und das zur Verfügung stellen von Instrumenten. Es ist zudem von großer Bedeutung auf soziale, psychische und spirituelle Aspekte einzugehen. Die Einbeziehung dieser Aspekte lässt sich jedoch im Expertenstandard nicht feststellen. Es ist ebenfalls nicht nachvollziehbar, wie ein Expertenstandard gleichzeitig für akute, chronische und tumorbedingte Schmerzen gelten kann, da der Umgang mit diesen unterschiedlichen Patientengruppen eine andere Schmerzerfassung und Behandlung durch das Pflegepersonal bedarf.

Der Expertenstandard Schmerz kann daher nur teilweise als Leitlinie für professionelles pflegerisches Handeln bezüglich der Schmerzeinschätzung bei Menschen mit Total Pain betrachtet werden.

Zusammenfassend ist für eine professionelle Schmerzeinschätzung von Menschen mit Total Pain der Expertenstandard Schmerz eher weniger zu empfehlen. Dieser bietet zwar die Grundlagen zur Schmerzeinschätzung, geht jedoch nicht auf die individuellen Bedürfnisse der Patienten ein. Außerdem ermöglicht der Standard ein Medium, welches zur Schmerzerfassung und Behandlung helfen kann, jedoch ist der Schmerz des Patienten viel umfangreicher zu erfassen als diese nur auf Skalen zu beschränken. Es bedarf somit einerseits eine Generierung des Expertenstandards Schmerz auf die einzelnen Bedürfnisse des Patienten und die Aufsplittung in mehrere Einzelstandards für akute- und chronische Schmerzen und den

Gesamtschmerz (Total Pain) von Menschen die palliativ betreut werden. Andererseits bedarf es der Schulung und Anleitung von professionell Pflegenden bezüglich des Themas Schmerz, da die Fehleinschätzungen der Schmerzen oft auch auf die Minderqualifikation der Pflegenden zurückzuführen sind. Das Thema Schmerz sollte bereits in der Ausbildung einen höheren Stellenwert bekommen. Auch die verbale Kommunikation spielt eine große Rolle bei der Erfassung der Schmerzen und bei der Auswirkung auf das Wohlbefinden des Patienten.

7 Schlussfolgerung für pflegerisches Handeln

Durch eine effektive Schmerzerfassung- und Behandlung von Menschen, die an Total Pain leiden, wird die Lebensqualität des Betroffenen positiv beeinflusst. Durch die Schmerzerfassungsskalen und dem Expertenstandard Schmerz lassen sich sicher viele Schmerzsituationen feststellen und beurteilen. Zusätzliche Information werden jedoch gewonnen, wenn der Mensch als ganzheitlich betrachtet wird und die professionelle Pflege auf alle vier Ebenen nach dem Total Pain Konzept eingeht. Hierbei hat der Patient das Gefühl seine Genesung aktiv beeinflussen zu können. Sowohl das physische als auch das psychische Wohlbefinden unterstützen das soziale Wohlbefinden, indem die familiäre Situation dem Patienten einen zusätzlichen Halt und Sicherheit gibt. Dadurch werden auch die spirituellen Aspekte direkt beeinflussbar.

Pflegende sind die meiste Zeit am Patienten und befinden sich somit in der einzigartigen Rolle diese Kriterien bei der Erfassung und Behandlung von Schmerzen zu berücksichtigen und direkt in die Behandlung zu integrieren. Aus diesen Gründen ist es erforderlich, dass sich Pflegende effektiv mit dem Thema Schmerz auseinander setzen, den Expertenstandard Schmerz im pflegerischen Alltag integrieren und durch eigene professionelle Expertise modifizieren können, um somit eine bestmögliche Schmerzerfassung durchzuführen und ein effektives Schmerzmanagement gewährleisten zu können. Es ist außerdem wichtig, Pflegende in Aus- Fort- und Weiterbildung bezüglich des Themas Schmerz zu priorisieren und zu sensibilisieren.

Eine veränderte Schmerzeinschätzungspraxis könnte wiederum zu einer höheren Patientenzufriedenheit bezüglich der Schmerztherapie führen. Dies könnte dann die Lebensqualität der Betroffenen verbessern, zu einem verkürzten Krankenhausaufenthalt führen, die Wiederaufnahme zur Schmerzeinstellung vermindern und den Bedarf an Gesundheitsdiensten zur Schmerzkontrolle nach der Entlassung minimieren. Dies sind reine Vermutungen zum Ausbau einer verbesserten Schmerzeinschätzungspraxis und bedarf weitere Forschung. Dazu könnten beispielsweise professionell Pflegende im Bereich der palliativen Versorgung bezüglich der Schmerzeinschätzung mittels einer quantitativen Forschungsmethode befragt werden. Die Befragung sollte jedoch möglichst heterogen stattfinden, um die Vielfältigkeit der Schmerzeinschätzungspraxis und verschiedene Settings einzubeziehen.

Ziel der Bachelorstudenten des dualen Studiengangs Pflege könnte es sein, genau an diesem Thema anzusetzen, um die Schmerzeinschätzungspraxis zu verbessern. Durch die Klientennahe Versorgung in der Praxis und gleichzeitiger interprofessioneller Forschung könnte es möglich sein, mittels quantitativer beziehungsweise qualitativer Forschung zunächst die Bedarfe zu eruieren und darauf folgend evidenzbasiert zu handeln. Mögliche Handlungsansätze liegen in der Anleitung, Beratung und Schulung von Pflegenden, der Bildung neuer Versorgungskonzepte und der Durchführung von kollegialen Beratungen zu verschiedenen Fallbeispielen aus der Praxis.

Durch die bestätigten und neuen Ergebnisse in dieser Arbeit könnte auch der Pflegeprozess positiv verändert werden. Allein die Sensibilisierung der Pflegenden bezüglich der Schmerzeinschätzung könnte den Pflegeprozess verändern, indem das Problem des Patienten viel klarer und umfangreicher formuliert wird und somit auch die Pflegeinterventionen vielfältiger bestimmt werden.

8 Literaturverzeichnis

Carr, ECJ, Mann, EM (2010): Schmerz und Schmerzmanagement, Praxishandbuch für Pflegebrufe, 2. Aulage Bern, Verlag Hans Huber

Cuhls, H., Radbruch, L., Brunsch-Radbruch, A., Schmidt-Wolf, G. ,Rolke, R. (2013): Palliative Schmerztherapie. Der Internist, 54, S. 254- 262.

Dalton, J. (1987): Education for pain management: a pilot study. Patient Education Council 9, 155- 165

Deutsches Netzwerk für Qualitätsentwicklung in der Pflege (DNQP) (2005): Expertenstandard - Schmerzmanagement in der Pflege bei akuten Schmerzen. Osnabrück: Hochschule Osnabrück; 2005

Deutsches Netzwerk für Qualitätsentwicklung in der Pflege (DNQP) (2011): Expertenstandard - Schmerzmanagement in der Pflege bei akuten Schmerzen. 1. Aktualisierung Osnabrück: Hochschule Osnabrück; 2011

Ferrell, B. A., Stein, W. M., und Beck, J. C. (2000): The geriatric pain measure: validity, reliability and factor analysis. J Am Geriatr Soc. 2000 Dec; 48 (12)

Gerhard, C. (2010): Schmerzerfassung bei fortgeschritten neurologisch Erkrankten. Zeitschrift für angewandte Schmerztherapie und Palliativmedizin, S. 28-30

Laufenberg-Feldmann, R., Schwab, R., Rolke, R., Weber, M. (2012): Tumorschmerz in der Palliativmedizin. Der Internist, 53, S. 177-190.

Steil, L.K., Summerfield, J., DeMare, G. (1986): Aktives Zuhören. Anleitung zur erfolgreichen Kommunikation. Sauer, Heidelberg 1986

Mc Caffery, M., Beebe, A., Latham, J. (1997): Schmerz. Ein Handbuch für die Pflegepraxis. Ullstein Mosby GmbH & KG Berlin/ Wiesbaden, 1997, S. 12

Müller- Mundt, G., Schaeffer, D. (2002): Schmerztherapeutischer Entwicklungsrückstand, Dr. Med Mabuse Verlag, Januar/ Februar 2002

Ripamonti, C., Zecca, E., Brunelli, C., Groff, L., Boffi, R., Caraceni, A., Galeazzi, G., Martini,C., Panzeri, C., Saita, L., Viggiano, V., De Conno, F. (2000): Pain experienced by patients hospitalized at the National Cancer Institute of Milan: research project "towards a pain-free hospital", Rehabilitation & Palliative Care Unit, National Cancer Institute of Milan, Italy

Saunders, C., Baines, M. (1991): Leben mit dem Sterben, Betreuung und medizinische Behandlung todkranker Menschen, Bern, Hans Huber Verlag

Sheidler, V.R., Grossman, S.A., Mc Guire, D.B. (1991): Validation of a new instrument to facilitate pain assessment in cancer patients. Presented at the American Society of Clinical Oncology Conference, San Antonio, February 1991

Watt- Wattson, J.H. (1987): Nurses knowledge of pain issues: a survey. Journal of Pain Symposion Management 2, S. 207-211

Zens, M., Donner, B. (2002): Schmerz bei Tumorerkrankungen, Wissenschaftliche Verlagsgesellschaft Stuttgart, 2002, S. 8 f.

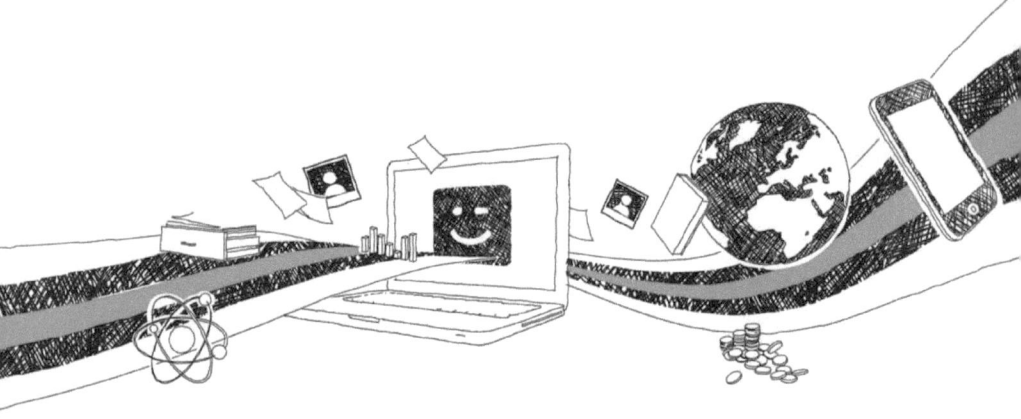
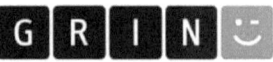